56 Lösungen gegen Erkältungen:

56 Rezepte, die dir helfen einer Erkältung vorzubeugen und schnell und ohne Tabletten oder Medikamente zu heilen

Von

Joe Correa CSN

COPYRIGHT

DANKSAGUNG

Dieses Buch ist meinen Freunden und meiner Familie gewidmet, die leichte oder schwere Erkrankungen hatten, um ihnen eine Lösung zu geben und damit Sie die notwendigen Veränderungen in Ihrem Leben vornehmen können.

56 Lösungen gegen Erkältungen:

56 Rezepte, die dir helfen einer Erkältung vorzubeugen und schnell und ohne Tabletten oder Medikamente zu heilen

Von

Joe Correa CSN

INHALT

ÜBER DEN AUTOR

Nach Jahren der Nachforschung glaube ich wirklich an die positiven Auswirkungen, die eine richtige Ernährungsweise auf den Körper und Geist haben kann. Mein Wissen und meine Erfahrung hat mir geholfen gesünder zu leben über die Jahre und das habe ich auch an meine Familie und meine Freunde weitergegeben. Je mehr du über gesundes essen und trinken weißt, desto eher wirst du deine Lebens- und Essensgewohnheiten ändern wollen.

Die Ernährung ist ein Kernstück in dem Prozess des gesunden und längeren Lebens, so fang heute damit an. Der erste Schritt ist der wichtigste und der bedeutendste.

EINLEITUNG

56 Lösungen gegen Erkältungen: 56 Rezepte, die dir helfen einer Erkältung vorzubeugen und schnell und ohne Tabletten oder Medikamente zu heilen

Von Joe Correa CSN

Die Erkältung ist eine Viruskrankheit der oberen Atemwege, in erster Linie der Nase, des Rachens und der Nebenhöhlen. Es gibt 200 bekannte Viren, die die Erkältung verursachen und sie werden hauptsächlich durch die Luft oder in direktem Kontakt mit Leuten verbreitet, die schon erkrankt sind. Diese ziemlich ermüdenden Viren greifen normalerweise während der kalten Wintermonate und betreffen alle Altersgruppen. Der durchschnittliche Erwachsene bekommt zwei bis vier Erkältungen pro Jahr, während Kinder sechs bis acht ,wegen ihrem schwächeren Immunsystem, bekommen. Neben einem schwächeren Immunsystem, gibt es einige andere Lebensstilfaktoren, welche zu einer Unfähigkeit des Körpers beitragen, sich selbst zu schützen. Unter den wichtigsten sind psychologischer Stress und Schlafmangel.

Die Erkältung ist mit uns gewesen, seit Anbeginn der Zeit. Die Leute kämpfen dagegen, im jeden einzelnen Jahr um in ihrem Leben. Am meisten üblich sind die Symptome der laufende Nase, Niesen, Halsentzündung, milde Kopfschmerzen und sich im Allgemeinen schwach zu fühlen. Diese Symptome sind nichts weiter als die Antwort des Körpers auf die Infektion.

Wissenschaftliche Forschung zeigt die starken Verbindung dazwischen einer gesunden Ernährung ,voll von verschiedenen Nährstoffen, und der Erkältung. Dies ist kommt nicht unerwartet, da die richtige Ernährung kurbelt das unser Immunsystem ankurbelt, das es gegen verschiedene Viren immuner macht. Desto stärker Ihr Immunsystem in einem stärkeren Körper ist umso weniger Erkältungen haben sie. So einfach ist das! Ihr Immunsystem anzukurbeln, ist ein nie endender Prozess, der mit dem Moment beginnt, den uns durch unsere Muttermilch geboren wird. Er geht weiter mit einem nahrhaften Ernährung jeden einzelnen Tag für den Rest unserer Leben.

Eine richtige, gesunde Ernährung muss eine Menge Früchte und Gemüse, Bohnen, Hülsenfrüchte, Nüsse einschließen und Samen, weil diese Nahrung an verschiedenen Vitaminen und Mineralen, die dafür entscheidend sind, das Immunsystem und das richtige Funktionieren aus dem ganzen Organismus aufzubauen, reich ist.

Dieses Kochbuch wurde mit einer einzigen Absicht kreiert, Ihnen eine Menge verschiedene und schmackhafte Ideen zu geben, wie man einige der gesündesten Nahrung verbinden und noch ein Essen zubereiten kann, das nahrhaft sein wird und trotzdem schmackhaft. Eine Sammlung von gesunden Rezepten voll von grünem Gemüse, mageren Fleisch, Früchten, Nüssen und Samen ist groß genug, um ein einzigartiges Essen für jedermanns Geschmacksknospen zu liefern!

Lassen Sie dieses Buch Ihr Führer sein, wie man ein gesund isst und ein Erkältungs-freies Leben führt!

56 LÖSUNGEN GEGEN ERKÄLTUNGEN: 56 REZEPTE, DIE DIR HELFEN EINER ERKÄLTUNG VORZUBEUGEN UND SCHNELL UND OHNE TABLETTEN ODER MEDIKAMENTE ZU HEILEN

1.   Warmes Winter Kompott

Zutaten:

1 lb frische Feigen, gehackt

7 oz Türkische Feigen, gehackt

7 oz frische Kirschen

7 oz Pflaumen, entkernt und halbiert

4 oz Rosinen

3 große Apfel, entkernt und gehackt

3 tbsp Speisestärke

1 tsp Zimt, gemahlen

1 tbsp Nelken

1 große Zitrone, gepresst

3 cups Wasser

Vorbereitung:

Alle Zutaten in einem tiefen Topf mischen. Mehr Wasser hinzufügen, um die Dicke vom Kompott anzupassen. Bedecken mit einem Deckel und kochen für 1 Stunde über einer mittlerer Temperatur. Von der Hitze entfernen und in eine Servierschale geben.

Warm servieren.

Nährwert Information pro Portion: Kcal: 385, Eiweiß: 3.1g, Kohlenhydrate: 100g, Fett: 1.1g

2.   Rosenkohl Suppe

Zutaten:

1lb Rosenkohl, halbiert

7oz frischer Blattspinat, zerrupft

1 tsp Meersalz

1 cup Vollmilch

3 tbsp saure Sahne

1 tbsp frische Sellerie, fein gehackt

2 cups Wasser

1 tbsp Butter

Vorbereitung:

Schmelzen Sie die Butter in einem großen nicht-haftenden Kochtopf über mittlerer Temperatur. Fügen Sie Rosenkohl, Blattspinat und ½ Tasse Wasser hinzu. Kochen Sie 5 Minuten und rühren Sie es gelegentlich um.

Jetzt fügen Sie Milch, Sellerie und 2 Tassen Wasser hinzu. Rühren Sie gut und kochen Sie für 10 Minuten. Übertragen Sie die Suppe in die Küchenmaschine und mischen bis es glatt ist. Geben Sie die Suppe in den

Kochtopf und rühren Sie die sauren Sahne unter. Abdecken mit einem Deckel und kochen lassen für 40 Minuten auf mittlerer Temperatur. Beträufeln Sie es mit etwas Salz und gut verrühren. Von der Hitze entfernen und warm servieren.

Nährwert Information pro Portion: Kcal: 194, Eiweiß: 10.6g, Kohlenhydrate: 21.7g, Fett: 9.8g

3.   Grüner Zitrus Smoothie

Zutaten:

2 cups Blattspinat, gehackt

1 große Banane, gehackt

½ cup Orangensaft, frisch gepresst

1 tbsp Honig, roh

1 mittelgroße Zitrone, geschält und gehackt

1 tsp Ingwer, gemahlen

2 tbsp Leinsamen

Vorbereitung:

Kombinieren Sie Banane, Zitrone, Orangensaft, Ingwer, Honig und Leinsamen in einem Mixer. Pürieren Sie alles bis es glatt ist, fügen Sie dann den Spinat hinzu. Wasser hinzufügen um die Dicke anzupassen, wenn nötig. Pürieren Sie eine weitere Minute und dann in Gläser füllen. Sofort servieren.

Nährwert Information pro Portion: Kcal: 167, Eiweiß: 3.4g, Kohlenhydrate: 34.4g, Fett: 2.7g

4.   Knoblauch Hackbällchen

Zutaten:

1lb mageres Rind, gehackt

7oz Weißer Reis

2 kleine Zwiebeln, fein gehackt

2 Knoblauchzehen, zerdrückt

1 großes Ei, geschlagen

1 große Kartoffel, geschält und geschnitten

3 tbsp Olivenöl

1 tsp Salz

Vorbereitung:

Kombinieren Sie Fleisch, Reis, fein gehackte Zwiebeln, zerdrückten Knoblauch, geschlagenes Ei und Salz in einer große Schüssel. Gut mit einem Spachtel oder den Händen vermengen. Formen Sie die Mischung in 15-20 Frikadellen je nach gewünschter Größe.

Schmieren Sie den Boden eines tiefen Topfs mit 3 Esslöffeln Olivenöl ein. Das erste Blech mit den

Kartoffelscheiben bedecken und das obere mit den Hackbällchen füllen.

Mit einem Deckel abdecken und für 2 Stunden kochen lassen über niedriger Temperatur. Servieren Sie mit Joghurt oder Frischkäse. Das ist optional, je nach Geschmack.

Nährwert Information pro Portion: Kcal: 468, Eiweiß: 33.4g, Kohlenhydrate: 47.6g, Fett: 15.3g

5.   Cremiger Rote Rüben Salat

Zutaten:

2 mittelgroße rote Rüben, gekürzt und gehackt

1 cup Kefir

3 cups Rucola, gehackt

1 cup Spinat, gehackt

½ cup Orangensaft

2 tbsp Zitronensaft

2 tbsp Olivenöl

¼ cup Pistazien, grob gehackt

½ tsp Salz

¼ tsp schwarzer Pfeffer, gemahlen

1 tsp Limonenschale

Vorbereitung

Kombinieren Sie Orangensaft, Zitronensaft, Öl, Pistazien, Salz und Pfeffer in einer große Schüssel. Beiseite stellen, damit sich die Aromen vermischen können.

Geben Sie die roten Rüben in einen Topf kochendes Wasser. Bestreuen mit Salz und kochen lassen für 10 Minuten, oder bis Sie weich werden. Von der Hitze entfernen und gut abtropfen lassen. In die Schüssel mit der Marinade geben und mindestens eine Stunde stehen lassen.

Kombinieren Sie inzwischen Kefir, Rucola und Spinat in einem separaten Schüssel und gut vermischen. Löffeln Sie etwa 2 Esslöffel von der Mischung auf einem Portionsteller und auf die Oberseite der roten Rübenmischung. Wiederholen Sie den Prozess und geben Sie die übriger Marinade darüber. Mit Zitronenschale beträufeln und servieren.

Nährwert Information pro Portion: Kcal: 167, Eiweiß: 6.0g, Kohlenhydrate: 14.7g, Fett: 9.8g

6.   Marokkanische Kichererbsen Suppe

Zutaten:

14 oz Kichererbsen, eingeweicht

2 große Karotten, fein gehackt

2 kleine Zwiebeln, geschält und fein gehackt

2 große Tomaten, geschält und fein gehackt

3 tbsp Tomatenmark

2 cups Gemüsebrühe

3 tbsp Extra natives Olivenöl

1 tsp Salz

Eine Hand voll frische Petersilie, fein gehackt

Vorbereitung:

Lassen Sie die Kichererbsen über Nacht quellen. Abspülen, Abtropfen und beiseite stellen.

Das Öl in einem tiefen Topf auf mittlerer Hitze vorheizen. Geben Sie die gespülten Kichererbsen, die gehackt Zwiebeln, die Karotten und fein gehackt Tomaten dazu. Rühren Sie gut um und kochen lassen für 2 Minuten.

Geben Sie nun die Gemüsebrühe dazu. Wasser hinzufügen um die Dicke anzupassen, wenn nötig. Das Tomatenmark unterrühren und mit Salz abschmecken. Decken Sie es mit einem Deckel zu und die Hitze auf niedrige Stufe reduzieren. Kochen lassen für etwa 1-2 Stunden und dann von der Hitze nehmen. Mit Petersilie garnieren vor dem Servieren.

Nährwert Information pro Portion: Kcal: 420, Eiweiß: 18.9g, Kohlenhydrate: 58.6g, Fett: 14.3g

7.   Kalter Blumenkohl Salat

Zutaten:

1 lb Blumenkohl, gehackt

1 lb Brokkoli, gehackt

4 Knoblauchzehen, zerdrückt

2 tbsp Olivenöl

1 tsp Salz

2 tbsp Zitronensaft

½ tsp Cayenne Pfeffer, gemahlen

1 tbsp getrockneter Rosmarin, zerkleinert

Vorbereitung:

Das Gemüse abwaschen und abtropfen lassen.

Heizen Sie das Öl in einer große Bratpfanne über einer mittelhohen Temperatur vor. Fügen Sie Knoblauch hinzu und rühren Sie bis er durchscheinend ist. Fügen Sie für 5 Minuten Brokkoli und Blumenkohl hinzu und unter konstanten rühren kochen lassen. Entfernen Sie es von der Hitze und übertragen in eine Salatschüssel. Beträufeln Sie es mit Zitronensaft und gut vermengen. Bestreuen mit

Cayennepfeffer, Rosmarin und Salz. Gut abkühlen lassen, bevor Sie es servieren.

Nährwert Information pro Portion: Kcal: 182, Eiweiß: 5.7g, Kohlenhydrate: 15.1g, Fett: 13.2g

8.   Klassische Ragout Suppe

Zutaten:

1 lb Lammkotelett, knochenfrei und in mundgerechte Stücke geschnitten

1 cup Erbsen

4 mittelgroße Karotten, fein gehackt

3 kleine Zwiebeln, fein gehackt

1 große Kartoffel, geschält und fein gehackt

1 große Tomaten, gewürfelt

3 tbsp Olivenöl

1 tbsp Cayenne Pfeffer, gemahlen

1 tsp Salz

½ tsp Schwarzer Pfeffer, gemahlen

Vorbereitung:

Geben Sie die Erbsen, Mohrrüben und Kartoffeln in einen tiefen Topf. Fügen Sie genug Wasser hinzu, um die Zutaten zu bedecken und sie zum Kochen zu bringen. Kochen lassen für 5 Minuten und dann von der Hitze nehmen. Gut abtropfen lassen und beiseite stellen.

Heizen Sie das Öl in einer große Bratpfanne über einer mittlerer Temperatur vor. Fügen Sie Zwiebeln hinzu und braten sie unter rühren Sie bis sie durchscheinend sind. Fügen Sie Koteletts hinzu und kochen Sie es für 20 Minuten oder bis es gut braun ist. Fügen Sie das vorgekochte Gemüse, Tomate und ½ Tasse Wasser hinzu. Abschmecken mit Cayennepfeffer, Salz und Pfeffer. Den Deckel runter nehmen und für 10 Minuten kochen lassen

Nährwert Information pro Portion: Kcal: 307, Eiweiß: 24.9g, Kohlenhydrate: 23.3g, Fett: 13.2g

9.   Orangen Ingwer Smoothie

Zutaten:

3 große Orangen, entkernt und in Spalten geteilt

2 mittelgroße Karotten, geschnitten

1 große Mango, geschält und gehackt

1 tsp Ingwer, gemahlen

2 tbsp Zitronensaft

½ cup Wasser

Ein paar Minzblätter

Vorbereitung:

Alle Zutaten in einer Küchenmaschine vermischen und mixen bis sie schön glatt sind. In Serviergläser geben und mit der frischen Minze garnieren.

Sofort servieren.

Nährwert Information pro Portion: Kcal: 131, Eiweiß: 2.4g, Kohlenhydrate: 32.2g, Fett: 0.6g

10. Schwarze Meeresfrüchte Pasta

Zutaten:

1 lb frischer Meeresfrüchte Mix

3 tbsp Olivenöl

4 Knoblauchzehen, zerdrückt

1 tbsp frische Petersilie, fein gehackt

1 tsp frischer Rosmarin, fein gehackt

½ cup Weißwein

1 tsp Salz

1 lb Tintenfisch Farben Pasta

Vorbereitung:

Verwenden Sie die Paketanweisungen, um die Nudeln vorzubereiten. Tintenfischnudeln brauchen nicht mehr als 5 Minuten in kochendem Wasser, achten also darauf, dass sie nicht verkochen. Beiseite stellen.

Das Öl in einem tiefen Topf auf mittlerer Hitze vorheizen. Fügen Sie Knoblauch hinzu und kurz unter rühren braten, für etwa 2-3 Minuten oder bis durchscheinend. Jetzt fügen Sie die Meeresfrüchtemischung, frische Petersilie, gehackt Rosmarin und Salz hinzu. Rühren Sie den Wein und ½ Tasse Wasser ein. Fügen Sie mehr Wasser hinzu, um die Dicke einzustellen, wenn erforderlich. Decken Sie mit einem Deckel ab und reduzieren Sie die Hitze. Kochen Sie es für etwa 1 Stunde.

Rühren Sie die vorgekochten Nudeln unter und kochen Sie alles unter rühren für weitere 5 Minuten. Nach Geschmack noch Parmesan darüber reiben.

Nährwert Information pro Portion: Kcal: 273, Eiweiß: 26.1g, Kohlenhydrate: 3.8g, Fett: 14.6g

11. Barbunya Pilaki

Zutaten:

2 cups Cranberry Bohnen

2 mittelgroße Zwiebeln, geschält und fein gehackt

3 große Karotten, geputzt und gehackt

3 große Tomaten, gewürfelt

3 tbsp Olivenöl

Eine Hand voll frische Petersilie

2 cups Wasser

Vorbereitung:

Die Bohnen über Nacht einweichen lassen. Abtropfen lassen und beiseite stellen.

Heizen Sie das Öl in einer große Bratpfanne über einer mittelhohen Temperatur vor. Fügen Sie Bohnen, Karotten, Tomaten und Petersilie hinzu. Geben Sie das Wasser hinzu und lassen Sie es mit einem Deckel kochen. Reduzieren Sie die Hitze auf niedrige Stufe und lassen Sie es für 2 Stunden kochen. Fügen Sie mehr Wasser während Kochzeit hinzu, wenn es zu dick wird. Entfernen Sie es von der Hitze und servieren.

Nährwert Information pro Portion: Kcal: 329, Eiweiß: 16.5g, Kohlenhydrate: 50.9g, Fett: 8.2g

12.   Apfel Kuchen

Zutaten:

2 lbs Zestar Äpfel, entkernt, geschält und gehackt

2 tbsp Honig, roh

¼ cup Brotkrümel

2 tsp Zimt, gemahlen

3 tbsp Zitronensaft, frisch gepresst

1 tsp Vanillezucker

¼ cup Öl

1 große Ei, geschlagen

¼ cup Mehl

2 tbsp Leinsamen

Kuchenteig

Vorbereitung:

Heizen Sie den Ofen auf 375° F vor.

Kombinieren Sie die Äpfel und den Zitronensaft in einer große Schüssel. Beiseite stellen für 10 Minuten.

Jetzt fügen Sie Brotkrümmel, Vanillezucker, Honig und Zimt hinzu. Sie können auch einen Teelöffel von gemahlen Muskatnuss in der Mischung hinzufügen, aber dies ist geschmackssache. Mischen Sie die Zutaten gut und beiseite stellen.

Auf einer leicht bemehlten Oberfläche rollen Sie aus dem Kuchenteig 2 kreisförmigen Krusten aus. Nehmen Sie eine runde Backform und schmieren Sie sie mit dem Öl. Legen Sie die Kruste auf den Boden, löffeln Sie die Apfelmischung darüber und bedecken Sie es mit der übrigen Kruste. Verschließen Sie alles in dem Sie die Kanten zusammen drücken und mit dem Ei bestreichen. Beträufeln Sie den Kuchen mit den Leinsamen und platzieren Sie ihm im Ofen. Backen Sie ihn für 45 Minuten oder bis die Kruste goldbraun ist.

Nährwert Information pro Portion: Kcal: 214, Eiweiß: 2.8g, Kohlenhydrate: 27.4g, Fett: 11.6g

13.   Grüne Fleischrollen

Zutaten:

1.5 lb Blattkohl, gedämpft

1 lb Hackfleisch

2 kleine Zwiebeln, fein gehackt

½ cup Langkornreis

2 tbsp Olivenöl

1 tsp Salz

½ tsp schwarzer Pfeffer, gemahlen

1 tsp Minzblätter, fein gehackt

2 cups lauwarmen Wasser

Vorbereitung:

Kochen Sie in einen große Topf Wasser und fügen Sie den Blattkohl hinzu. Kochen Sie kurz für 2-3 Minuten. Das Wasser abgießen, den Blattkohl gut abtropfen lassen und beiseite stellen.

In einer große Schüssel verbinden Sie das Hackfleisch mit fein gehackt Zwiebeln, Reis, Salz, Pfeffer und den Minzblättern.

Heizen Sie das Öl in einer große Bratpfanne über mittlerer Temperatur vor. Die Kohlblätter auf die eine Arbeitsfläche, mit der gemaserten Seite nach oben, legen. Benutzen Sie einen Esslöffel um die Fleischmischung auf den unteren Teil des Blattes zu verteilen. Falten Sie die Seiten darüber und rollen Sie fest hinauf. Stecken Sie die Seiten sanft ein und geben sie es in eine Bratpfanne. Wiederholen Sie den Prozess, bis die Fleischmischung aufgebraucht ist. Fügen Sie 2 Tassen Wasser hinzu und bedecken Sie alles mit einem Deckel.

Reduzieren Sie die Hitze und lassen Sie es für 3 Stunden kochen. Warm servieren.

Nährwert Information pro Portion: Kcal: 156, Eiweiß: 5.2g, Kohlenhydrate: 21.4g, Fett: 7.8g

14. Makrele mit Kartoffeln und Gemüse

Zutaten:

4 mittelgroße Makrelen, gesäubert

1 lb frischer Spinat, gehackt

5 große Kartoffeln, geschält und geschnitten

3 tbsp Olivenöl

3 Knoblauchzehen, zerdrückt

1 tsp getrockneter Rosmarin, fein gehackt

2 Bünde frische Minzblätter, gehackt

Saft einer Zitrone

1 tsp Meersalz

Vorbereitung:

Kombinieren Sie Zitronensaft, Rosmarin, Münzanstalt, Salz und Pfeffer in einer Rührschüssel. Gut verrühren und beiseite stellen.

Geben Sie die Kartoffeln in einen Topf kochendes Wasser. Koch bis sie Gabel weich sind und entfernen Sie von der Hitze.
Gut abtropfen lassen und beiseite stellen.

Heizen Sie das Öl in einem große nicht-haftenden Kochtopf über einer mittelhohen Temperatur vor. Fügen Sie Knoblauch hinzu und rühren Sie, bis es durchscheinend ist. Jetzt fügen Sie den Fisch hinzu und grillen Sie 5 Minuten auf jeder Seite oder bis er gar ist. Entfernen Sie den Fisch aus dem Kochtopf und reservieren Sie die Pfanne. Fügen Sie den Spinat hinzu und kochen Sie ihn für etwa 3-4 Minuten, oder bis zu weich werden. Entfernen von der Hitze.

Kombinieren Sie Kartoffeln, Spinat und den Fisch auf einer Portionsplatte. Mit der Marinade beträufeln und servieren

Nährwert Information pro Portion: Kcal: 244, Eiweiß: 14.3g, Kohlenhydrate: 19.2g, Fett: 12.3g

15.   Gehacktes Kalbsfleisch Kebab mit Butter

Zutaten:

2 lbs knochenfreie Kalbsschulter, in Mundgerechte Stücke geschnitten

3 große Tomaten, grob gehackt

2 tbsp Mehl

3 tbsp Butter

1 tbsp Cayenne Pfeffer

1 tsp Salz

1 tbsp Petersilie, fein gehackt

1 cup Griechischer Joghurt

1 Pita Brot

Vorbereitung:

Schmelzen Sie 2 Esslöffel Butter in einer große Bratpfanne über einer mittelhohen Temperatur. Fügen Sie Fleisch hinzu und besprengen Sie es mit etwas Salz, zum abschmecken. Kochen Sie es für 10 Minuten oder bis es leicht braun ist. Fügen Sie jetzt genug Wasser hinzu, um das Fleisch zu bedecken und es zum Kochen zu bringen. Rühren Sie die Tomaten ein und reduzieren Sie die Hitze.

Schmelzen Sie die übrige Butter in einem Kochtopf über einer mittelhohen Temperatur. Rühren Sie Mehl, Cayennepfeffer, Salz und Pfeffer ein. Braten Sie es etwa für 2-3 Minuten und unter konstantem rühren. Entfernen Sie es von der Hitze.

Schneiden Sie das Pita Brot und stellen Sie es auf eine Servierplatte. Geben Sie die Fleisch- und Tomatenmischung darüber. Beträufeln Sie mit der zuvor gemachter Sauce und fügen Sie Joghurt an der Seite hinzu. Besprengen Sie alles mit frischer Petersilie und servieren.

Nährwert Information pro Portion: Kcal: 437, Eiweiß: 49.7g, Kohlenhydrate: 8.9g, Fett: 21.8g

16.   Mandarine Kohl Smoothie

Zutaten:

3 cups Mandarinen, gespalten

2 cups frischer Kohl, gehackt

1 große Banane, gehackt

1 tsp Ingwer, gemahlen

½ cup Griechischer Joghurt

Vorbereitung:

Alle Zutaten in einer Küchenmaschine vermischen und 3 Minuten mixen, oder bis sie schön glatt sind. In Serviergläser geben und sofort servieren.

Nährwert Information pro Portion: Kcal: 106, Eiweiß: 3.7g, Kohlenhydrate: 24.2g, Fett: 0.5g

17.   Meerfenchel Pizza

Zutaten:

1 klassischer Pizzateig

½ cup Tomatenpaste

¼ cup Wasser

1 tsp getrockneter Oregano, gemahlen

7 oz Champignon, geschnitten

½ cup Gouda Käse, gerieben

¼ cup Meerfenchel

¼ cup Rucola, fein gehackt

2 tbsp Extra natives Olivenöl

¼ tsp Schwarzer Pfeffer, gemahlen

¼ tsp Chillipfeffer, gemahlen

¼ tsp Salz

Vorbereitung:

Heizen Sie den Ofen auf 450° F vor.

Kombinieren Sie Tomatenpaste, Wasser, Chilli und Oregano in einem Schälchen. Bemehlen Sie die Arbeitsfläche und stellen Sie den Pizzateig auf sie. Verbreiten Sie die Mischung gleichmäßig über einen Teig. Jetzt verteilen Sie Pilze und Käse und bestreuen mit etwas Petersilie. Sie können noch anderes Gemüse nach ihrem Geschmack hinzufügen.

Nehmen Sie ein großes Backblech und legen Sie etwas Backpapier darauf. Schmieren Sie mit Öl ein und legen Sie die Pizza darauf. Stellen Sie sie in den Ofen und für ungefähr 15-20 Minuten backen oder bis es braun und knusprig ist. Aus dem Ofen nehmen und den Meeresfenchel und den Rucola darüber streuen.

Schneiden Sie in Scheiben und servieren Sie es warm.

Nährwert Information pro Portion: Kcal: 423, Eiweiß: 12g, Kohlenhydrate: 30.6g, Fett: 29.4g

18.   Auberginen Eintopf

Zutaten:

4 mittelgroße Auberginen, halbiert

3 große Tomaten, fein gehackt

2 rote Paprika, entkernt und fein gehackt

¼ cup Tomatenpaste

2 tbsp frische Petersilie, fein gehackt

3 oz geröstete Mandeln, fein gehackt

2 tbsp Salzige Kapern, gewaschen und abgetropft

¼ cup Extra natives Olivenöl

1 tsp Meersalz

2 tsp grober Zucker

Vorbereitung:

Den Boden eines tiefen Topf mit 2 Esslöffeln Extra Nativen Olivenöl einfetten. Die erste Schicht mit den halbierten Auberginen auslegen und die Enden sanft richten, damit es in die Ecken passt.

Nun die zweite Schicht mit den fein gehackten Tomaten und der roten Paprika legen. Die Tomatenpaste gleichmäßig über das Gemüse geben und mit den fein gehackten Mandeln und den gesalzenen Kapern bestreuen.

1 ½ cups darüber geben und mit einem Deckel bedecken. Für ca. 2 Stunden auf niedriger Temperatur kochen lassen.

Nährwert Information pro Portion: Kcal: 259, Eiweiß: 7.5g, Kohlenhydrate: 30g, Fett: 15.1g

19.   Kirschkuchen

Zutaten:

2 cups Mehl

½ tsp Salz

1 tsp Honig, roh

1 cup weiche Butter

1 cup kaltes Wasser

1 lb Kirschen, entkernt

½ cup Kirschmarmelade

¼ cup Speisestärke

1 tbsp Vanilleextrakt

1 große Ei, geschlagen

Vorbereitung:

Heizen Sie den Ofen zu 400° F vor.

Mischen Sie Mehl, Salz und Honig. Mischen Sie alles gut und geben Sie die weiche Butter und etwa 1 Tasse kaltes Wasser hinzu. Vermixen Sie alles mit einem Elektromixer oder in einer Küchenmaschine, bis der Teig krümelig ist.

Teilen Sie den Teig in 2 Hälften und pressen Sie die Teile jeweils in ½ Zoll dicke Scheiben. Wickeln Sie sie in Plastik ein und kühlen Sie sie etwa für 30 Minuten.

Inzwischen entsteinte Mähdrescher Kirschen mit Kirschmarmelade, Speisestärke und Vanilleextrakt. Schlag gut mit einem Elektromixer, auf Tief, um Kirschen Ganzes zu behalten.

Heizen Sie den Ofen zu 400° F vor.

Mischen Sie Mehl, Salz und Honig. Mischen Sie gut gemachte weich Butter und etwa 1 Tasse kaltes Wasser und fügen Sie sie hinzu. Mischungsbrunnen mit einem Elektromixer oder in einer Küchenmaschine, bis Teig krümelig ist. Trennen Sie im Jahr einhalb, und Presse teilt je in ½ Zoll dicke Scheiben. Wickeln Sie in Plastik ein und kühlen Sie etwa 30 Minuten.

Inzwischen die entsteinten Kirschen mit der Kirschmarmelade, der Speisestärke und dem Vanilleextrakt vermischen. Gut mixen mit einem elektrischen Mixer auf niedriger Stufe, damit die Kirschen ganz bleiben.

Die Teigscheiben so ausrollen das sie auf einen 9-inch großen Teller passen. Jede Scheibe in 8-9 Streifen zerteilen (jeweils ca. 1 inch breit). Den Teig sanft in einen Kuchenform geben und die Kirschenmixtur darüber geben. Die Oberfläche mit einem Pfannenwender ebnen und mit den Streifen den Kuchen bedecken.

Sanft das geschlagenen Ei darüberstreichen und für 70-80 Minuten backen.

Nährwert Information pro Portion: Kcal: 641, Eiweiß: 9.6g, Kohlenhydrate: 77.2g, Fett: 32.2g

20. Erdbeer Haferflocken Riegel

Zutaten:

2 cups Frischkäse

½ cup Kokosnussöl

1 tsp Erdbeerextract

2 cups gefrorene Erdbeeren

½ cup Haferflocken

Vorbereitung:

Vermischen Sie den Frischkäse mit dem Kokosnussöl, Erdbeerextrat, Haferflocken und den gefrorenen in einer großen Schüssel. Gut vermixen mit einem Mixer, bis alles vermischt ist. Die Mixtur auf einen Servierteller oder Backblech geben. Im Kühlschrank für 45 Minuten abkühlen lassen und dann in Riegel schneiden.

Im Kühlschrank bis zu 10 Tagen haltbar.

Nährwert Information pro Portion: Kcal: 282, Eiweiß: 6.6g, Kohlenhydrate: 3.9g, Fett: 27.4g

21. Marinara Truthahn

Zutaten:

1 lb Truthahnbrüste, in mundgerechte Stücke geschnitten

1 cup Kirschtomaten, halbiert

½ cup Basilikum gehackt

2 Knoblauchzehen, zerdrückt

¼ cup Schalotten, gehackt

4 tbsp Tomatensauce

5 tbsp Olivenöl

½ tsp Salz

¼ tsp schwarzer Pfeffer, gemahlen

Vorbereitung:

Kombinieren Sie Kirschtomaten, Basilikum, Schalotten, Tomatensoße, Salz, Pfeffer und 4 Esslöffel von Öl in einer Küchenmaschine. Mischen bis es glatt und cremig ist und dann beiseite stellen.

Heizen Sie das übrige Öl in einer große nicht haftenden Bratpfanne über einer mittelhohen Temperatur vor. Fügen Sie Knoblauch hinzu und braten Sie unter rühren für 2 Minuten . Jetzt fügen Sie nun die Fleischstücke hinzu und braten Sie unter rühren für 5-7 Minuten oder bis Sie gut braun sind. Übertragen Sie das Fleisch auf eine Portionsplatte und beträufeln Sie mit Marinara Sauce und servieren

Nährwert Information pro Portion: Kcal: 290, Eiweiß: 20.4g, Kohlenhydrate: 9.7g, Fett: 19.5g

22.   Grüner Papaya Smoothie

Zutaten:

2 cups Papaya, geschält und gehackt

2 cups Spinat, gehackt

1 große Banane, gehackt

1 cup griechischer Jogurt

¼ cup Rosinen, gehackt

2 tbsp Leinsamen

Vorbereitung:

Alle Zutaten in einer Küchenmaschine vermischen. Mixen bis alles cremig und weich ist. In ein Servierglas geben und sofort servieren.

Nährwert Information pro Portion: Kcal: 185, Eiweiß: 7.8g, Kohlenhydrate: 34.5g, Fett: 3.0g

23.   Rindersteaks in grünem Püree

Zutaten:

1 lbs Rindersteaks

1 cup Brokkoli, gehackt

1 cup Blumenkohl, gehackt

5 tbsp Olivenöl

4 tsp frische Petersilie, fein gehackt

2 cups Rinderbrühe

1 tsp Meersalz

¼ tsp schwarzer Pfeffer, gemahlen

Vorbereitung:

Heizen Sie die 2 Esslöffel von Öl in einer großen Bratpfanne über einer mittelhohen Temperatur vor. Fügen Sie Steaks hinzu und braten Sie unter rühren für etwa 5 Minuten oder bis Sie braun sind. Entfernen von der Hitze und beiseite stellen.

Erhitzen Sie die Fleischbrühe in einem mittleren Topf, nicht kochen lassen. Fügen Sie Blumenkohl und Brokkoli hinzu. Fügen Sie Wasser hinzu bis alle Zutaten bedeckt sind, wenn erforderlich. Kochen Sie 5 Minuten auf einer niedrigen Temperatur. Übertragen Sie auf eine Küchenmaschine und fügen Sie Petersilie und das übrige Öl und Salz hinzu. Mixen Sie bis es glatt ist und wechseln Sie zu einer Schüssel.

Geben Sie es über die Steaks und servieren Sie es.

Nährwert Information pro Portion: Kcal: 316, Eiweiß: 30.4g, Kohlenhydrate: 2.8g, Fett: 20.3g

24. Schokoladen Lebkuchen Kekse

Zutaten:

1 ½ cup Mehl

½ cup Honig, roh

1 tsp Backsoda

½ tsp Natron

1 tsp Zimt, gemahlen

1 tbsp Ingwer, gemahlen

1 tsp Muskatnuss, gemahlen

1 cup Butter

¼ cup Melassesirup

1 großes Ei

1 cup Schokoladenchips

Vorbereitung:

Heizen Sie den Ofen zu 300° F vor.

Zwei Plätzchenbleche mit Backblechen auslegen.

Vermischen Sie alle trockenen Zutaten in einer großen Schüssel. Beiseite stellen.

Schokolade in mundgerechte Stücke schneiden und beiseite stellen.

In einer mittelgroße Schüsse die Butter mit Melasse, einer große Ei und Schokoladenstückchen vermischen. Alles gut mixen für 3-4 Minuten. Die Mischung mit der Mehlmischung verrühren, bis Sie gut verbunden sind. Den Teig auf einer sauberen und leicht bemehlten Oberfläche verteilen. Glätten Sie zu 0,5 Zoll Mitte und wickeln Sie in Plastik ein. Kühlen Sie für 30 Minuten.

Mit Hilfe von verschiedenen Ausstechformen ausstechen und auf ein Plätzchenblech legen. Backen Sie für 10-15 Minuten.

Wechseln Sie zu einem Gitter, damit Sie völlig abkühlen können. Servieren.

Nährwert Information pro Portion: Kcal: 327, Eiweiß: 6.3g, Kohlenhydrate: 31.5g, Fett: 19.8g

25.   Huhn mit Kartoffeln und Lauch

Zutaten:

1 lbs Hühner brüste, in mundgerechte Stücke geschnitten

2 cups Lauch, gehackt

3 kleine Kartoffeln, geschält und gehackt

1 cup Rosenkohl, halbiert

1 cup Gemüsebrühe

1 cup Tomatensauce

2 tbsp Gemüseöl

2 Knoblauchzehen, zerdrückte

½ tsp Chilli Pfeffer, gemahlen

½ tsp Salz

Vorbereitung:

Heizen Sie 1 Esslöffel Öl in einer große nicht haftenden Bratpfanne über einer mittleren Temperatur vor. Fügen Sie das Fleisch hinzu und kochen Sie es für 10 Minuten oder bis es gut braun geworden ist. Beiseite stellen.

Heizen Sie das übrige Öl in derselben Bratpfanne über einer mittleren Temperatur vor. Fügen Sie der Pfanne Lauch, Rosenkohl, Knoblauch, Chili und Salz hinzu. Kochen Sie alles für 5 Minuten oder bis das Gemüse stichfest ist. Jetzt geben Sie die Gemüsebrühe, Tomatensoße und Kartoffeln hinzu und kochen Sie, für ungefähr 25-30 Minuten oder bis das Gemüse gar ist. Entfernen Sie es von der Hitze und mit dem Fleisch servieren.

Nährwert Information pro Portion: Kcal: 244, Eiweiß: 22.0g, Kohlenhydrate: 18.5g, Fett: 9.1g

26. Zitronen Smoothie

Zutaten:

½ cup Zitronensaft, frisch gepresst

2 tbsp Limettensaft

2 tbsp frische Minze, gehackt

1 cup griechischer Joghurt

2 tbsp Honig, roh

¼ tsp Zimt

Vorbereitung:

Alle Zutaten in eine Küchenmaschine geben und mixen bis sie cremig sind. Ein paar Eiswürfel hinzugeben und nochmal für 15 Sekunden mixen. In ein Servierglas geben und mit frischer Minze oder Nüssen/Samen garnieren.

Nährwert Information pro Portion: Kcal: 152, Eiweiß: 9.8g, Kohlenhydrate: 23.0g, Fett: 2.4g

27. Würziges Huhn mit Brokkoli

Zutaten:

1 lb Hühner brüste, haut- und knochenfrei

2 cups Brokkoli, gehackt

2 tsp Chili Pfeffer, gemahlen

1 tsp Ingwer, gemahlen

4 Knoblauchzehen, zerdrückt

1 tbsp frische Petersilie, fein gehackt

2 tbsp Limettensaft

6 tbsp Olivenöl

1 tsp Meersalz

Vorbereitung:

Heizen Sie 2 Esslöffel Öl in einer großen Bratpfanne auf mittlerer Hitze vor. Den Knoblauch, Hühncherbrüste hinzu geben und mit Petersilie bestreuen. Für 4 Minuten auf jeder Seite braten oder bis sie schön braun sind. Von der Hitze nehmen und beiseite stellen.

Kombinieren Sie das übrige Öl mit dem Limettensaft, Ingwer, Chili und Salz in einer Rührschüssel. Alles gut vermengen und dann beiseite stellen.

Den Dampfer vorheizen und den Brokkoli hereinstellen. Für 5-6 Minuten dampfen lassen oder bis sie schön weich sind. Den Brokkoli auf einen Servierteller geben.

Mit dem Fleisch servieren und mit dem Dressing beträufeln.

Nährwert Information pro Portion: Kcal: 419, Eiweiß: 34.4g, Kohlenhydrate: 4.7g, Fett: 29.6g

28. Eiweiß Bälle

Zutaten:

1 cup getrocknete Feigen

½ cup getrocknete Cranberries

½ cup Mandeln, fein gehackt

¼ cup Butter, zerteilt

2 tbsp Kokosnussöl

1 tsp Vanillezucker

1 tbsp Chiasamen

½ tsp Zimt, gemahlen

1 tbsp Ingwer, gemahlen

2 tbsp Leinsamen

1 tbsp Melassesirup

Vorbereitung:

Kombinieren Sie alle Zutaten in einer mittelgroßen Schale. Gut vermischen mit einem Löffel oder einem elektrischen Mixer. In mundgerechte Bälle rollen und mit den Kokosnussraspeln bedecken.

Im Kühlschrank für bis zu 7 Tagen haltbar.

Nährwert Information pro Portion: Kcal: 173, Eiweiß: 4.2g, Kohlenhydrate: 17.4g, Fett: 10.5g

29.   Geschmorter Kohl

Zutaten:

10 oz Kohl, gehackt

2 kleine Zwiebeln, fein gehackt

2 Knoblauchzehen, zerdrückt

1 tsp rote Chilischoten, gemahlen

4 tbsp Butter

2 cups Gemüsebrühe

1 tsp Salz

1 tbsp Zitronensaft

Vorbereitung:

Die Butter in einer großen Soßenpfanne über mittleren Temperatur schmelzen. Die Zwiebeln, Knoblauch und rote Paprika hinzufügen. Braten unter rühren für 5 Minuten oder bis Sie glasig sind.

Nun die Brühe und den Kohl unter rühren hinzufügen. Mit Salz bestreuen und mit einem Deckel abdecken. Die Hitze auf niedrige Temperatur reduzieren und kochen lassen für 40 Minuten.

Von der Hitze entfernen und mit Zitronensaft beträufeln vor dem Servieren.

Nährwert Information pro Portion: Kcal: 174, Eiweiß: 5.2g, Kohlenhydrate: 11.9g, Fett: 12.3g

30.   Chili Thunfisch Wraps

Zutaten:

4 cans Albacore Thunfisch, abgetropft

2 mittelgroße Gurken, fein gehackt

4 tbsp Schalotten, gehackt

½ cup gefrorener Mais, aufgetaut

4 tbsp Mayonnaise

1 tbsp Zitronensaft

½ tsp Salz

¼ tsp schwarzer Pfeffer, gemahlen

½ kleine Chilischote, zerdrückt

6 große Salatblätter

Vorbereitung:

Alle Zutaten, bis auf die Salatblätter, in einer großen Schüssel kombinieren. Vermischen, bis alles gut vermengt ist und beiseite stellen für 20 Minuten, damit sich die Aromen verbinden können.

Die Salatblätter auf einer sauberen Oberfläche auslegen und die Mixtur hinein löffeln. Aufrollen und mit einem Zahnstocher befestigen. Sofort servieren.

Nährwert Information pro Portion: Kcal: 142, Eiweiß: 16.7g, Kohlenhydrate: 10.6g, Fett: 4.5g

31. Schokoladen Eiweiß Muffins

Zutaten:

1 ½ cup Mehl

½ cup Kakaopulver, roh

1 tsp Backpulver

1 tsp Vanillezucker

½ cup Honig, roh

2 große Eis

1 cup Magermilch

3 tbsp Gemüseöl

Vorbereitung:

Den Ofen auf 325°F vorheizen.

Ein Muffinblech mit 6 Papierformen auslegen.

Alle trockenen Zutaten in einer großen Schüssel kombinieren. In einer anderen Schüssel sanft das Eis mit dem Honig, Milch, ½ cup lauwarmes Wasser und Öl vermischen. Einen elektrischen Mixer benutzen und vermengen bis alles gut vermischt ist. Nun die Mehlmischung hinzufügen und wieder gut vermixen.

Mit einem Löffel oder einem Eiscremelöffel den Teig in die Förmchen geben, den Teig gut aufteilen. Für 20-30 Minuten backen oder bis ein Zahnstocher wieder trocken aus dem Teig rauskommt. Abkühlen lassen für weitere 30 Minuten.

Nach Belieben noch mit Kokosnussflocken bestreuen und servieren.

Nährwert Information pro Portion: Kcal: 143, Eiweiß: 5.9g, Kohlenhydrate: 15.9g, Fett: 7.3g

32.   Saftige Hirsch Steaks

Zutaten:

4 mittelgroße Hirsch Steaks, knochenfrei

1 cup Butter

2 tbsp Zitronensaft

2 Knoblauchzehen, zerdrückt

1 große Zwiebel, gehackt

2 tbsp Balsamico Essig

2 große Paprika, gehackt

2 tsp Salz

½ tsp schwarzer Pfeffer, gemahlen

Vorbereitung:

Das Fleisch in eine große Schüssel geben und mit Salz bedecken und abdecken. Beiseite stellen für 20 Minuten.

Die Butter in einer großen beschichteten Pfanne über mittleren Hitze schmelzen. Zwiebel und Knoblauch hinzufügen und unter rühren für 2 Minuten braten. Nun das Fleisch hinzufügen und auf jeder Seite für 3-4 Minuten braten oder bis es gebräunt ist. Das Fleisch auf einen Servierteller geben, die Pfanne aber noch reservieren.

Die Paprika mit Essig, Zitronensaft, Salz und Pfeffer in die Pfanne geben. Unter rühren braten, bis es köchelt. Von der Hitze nehmen und die Mischung über das Fleisch geben. Sofort servieren.

Nährwert Information pro Portion: Kcal: 596, Eiweiß: 31.6g, Kohlenhydrate: 8.9g, Fett: 48.6g

33. Rotes Pfeffer Pesto

Zutaten:

2 große rote Paprika, entkernt und halbiert

1 cup Ricotta Käse

¼ cup Mandel, grob gehackt

3 tbsp Tomatenpaste

1 Knoblauchzehen, zerdrückt

1 tsp getrockneter Oregano, gemahlen

4 tbsp Olivenöl

1 tsp Salz

½ tsp Chillipfeffer, gemahlen

Vorbereitung:

Den Ofen auf 375°F vorheizen.

Ein großes Backblech mit 2 Esslöffeln Öl einfetten. Die Paprika darauf verteilen und in den Ofen schieben. Für 20 Minuten backen lassen oder bis die Schale knusprig ist. Aus dem Ofen nehmen und zum Abkühlen beiseite stellen.

Die Haut abschälen und die Paprika in einen Mixer geben. Die anderen Zutaten hinzufügen und mixen bis alles schön weich ist. Das Pesto in ein Glas geben und im Kühlschrank lagern.

Mit Pasta oder Reis servieren.

Nährwert Information pro Portion: Kcal: 181, Eiweiß: 6.4g, Kohlenhydrate: 7.8g, Fett: 14.8g

34.   Kokosnuss Grapefruit Smoothie

Zutaten:

1 mittelgroße Grapefruit, geschält und gehackt

1 große Banane, gehackt

2 cups Kopfsalat

1 tsp Ingwer, gemahlen

1 cup Kokosnussmilch

1 tbsp Honig, roh

1 tbsp Kokosnuss, zerhackt

Vorbereitung:

Alle Zutaten in einem Mixer kombinieren., außer die Kokosnussflocken. Alles vermixen bis es schön weich ist und in ein Servierglas geben. Mit den Kokosnussflocken bestreuen und sofort servieren.

Nährwert Information pro Portion: Kcal: 214, Eiweiß: 2.4g, Kohlenhydrate: 21.9g, Fett: 15.0g

35. Grüner Sonnenblumen Salat

Zutaten:

2 cups Rucola, gehackt

2 cups Eisbergsalat, gehackt

1 cup Rotkohl, zerkleinert

1 kleine Zwiebel, geschnitten

1 tbsp Sonnenblumensamen

3 tbsp Extra Natives Olivenöl

1 tbsp Zitronensaft

1 tbsp Orangensaft

1 tsp Zitronensaft

1 tbsp Honig, roh

½ tsp Salz

¼ tsp schwarzer Pfeffer, gemahlen

Vorbereitung:

Das Öl mit dem Zitronensaft, Orangensaft, Honig, Salz und Pfeffer in einer Rührschüssel vermischen. Für 10 Minuten beiseite stellen, damit sich die Aromen vermischen könne.

Das Gemüse waschen und schneiden und in einer großen Salatschüssel kombinieren. Mit einem Löffel vermischen und die Sonnenblumensamen hinzufügen. Mit dem Dressing beträufeln und gut vermischen. Sofort servieren.

Nährwert Information pro Portion: Kcal: 262, Eiweiß: 2.1g, Kohlenhydrate: 18.0g, Fett: 22.2g

36. Kokosnuss Haferbrei

Zutaten:

1 cup Kokosnuss, zerteilt

2 cups Haferflocken

½ cup Mandeln, grob gehackt

½ cup Kokosnussmilch

2 tbsp Kokosnussöl

1 tsp Zimt, gemahlen

1 cup Wasser

Vorbereitung:

Den Ofen auf 325°F vorheizen.

Das Kokosnussöl mit dem Zimt in einer feuerfesten Schüssel kombinieren. In einem Mikrowellenofen schmelzen. Die Haferflocken hinzufügen und einziehen lassen für 10 Minuten. Während des Einziehens mehrmals umrühren.

Ein kleines Backblech nehmen oder Auflaufform und mit etwas Backpapier auslegen. Die Mixtur gleichmäßig verteilen und in den Ofen stellen. Für 2-3 Minuten backen und aus dem Ofen nehmen. Die Mixtur wieder in die Schüssel geben und die Kokosnussmilch und das Wasser dazu geben. Gut verrühren und dann servieren.

Nährwert Information pro Portion: Kcal: 565, Eiweiß: 12.4g, Kohlenhydrate: 47.2g, Fett: 39.0g

37.   Hühner Tacos

Zutaten:

1 lbs Hühnerschenkel, hautfrei und gehackt

2 cups Frühlingszwiebeln, gehackt

2 mittelgroße Paprika, gehackt

1 cup saure Sahne

1 cup Hühnerbrühe

2 tbsp Olivenöl

1 tsp Chilli Pfeffer, gemahlen

1 tbsp süße Paprika, gemahlen

½ tsp Salz

¼ tsp schwarzer Pfeffer, gemahlen

Eine handvoll Spinatblätter

Vorbereitung:

Einen Esslöffel Öl in einer großen Soßenpfanne über mittlerer Hitze vorheizen. Das Fleisch hinzufügen und mit etwas Salz bestreuen. Für 10 Minuten braten oder bis es braun und knusprig ist. Von der Hitze nehmen und beiseite stellen. Die Pfanne reservieren.

Das übrige Öl in die Soßenpfanne geben. Die Frühlingszwiebeln und Paprika hinzufügen. Die Brühe dazu geben und mit süßer Paprika, Chilli und Pfeffer bestreuen. Gut verrühren und kochen bis es simmert.

Das Fleisch und die saure Sahne unterrühren und die Hitze reduzieren. Für weite 5 Minuten kochen lassen und dann von der Hitze nehmen. Ein paar Spinatblätter auf der Servierplatte verteilen und die Fleischmixtur darüber verteilen. Servieren.

Nährwert Information pro Portion: Kcal: 299, Eiweiß: 25.1g, Kohlenhydrate: 8.0g, Fett: 18.8g

38.   Orangen Karotten Suppe

Zutaten:

5 große Orangen, gewürfelt

1 lb Karotten, gerieben

1 kleine Zwiebel, gewürfelt

½ cup Gemüsebrühe

½ cup griechischer Joghurt

2 kleine Kartoffeln, geschält und gehackt

1 tbsp Koriander, gemahlen

1 tsp Ingwer, gemahlen

2 tbsp Gemüseöl

½ tsp Salz

½ tsp schwarzer Pfeffer, gemahlen

Vorbereitung:

Das Öl in einer großen Pfanne über mittlerer Temperatur vorheizen. Die Zwiebeln hinzufügen und unter rühren für 2-3 Minuten braten, oder bis sie glasig sind.

Die Gemüsebrühe, Karotten, Ingwer und Koriander hinzufügen. Zum Kochen bringen und von der Hitze nehmen. In einen Mixer geben und mit Salz und Pfeffer bestreuen. Mixen bis es weich ist und dann wieder in die Pfanne geben. Die Orangen und den Joghurt unterrühren und aufheizen.

Von der Hitze nehmen und servieren.

Nährwert Information pro Portion: Kcal: 151, Eiweiß: 3.7g, Kohlenhydrate: 27.3g, Fett: 3.9g

39. Heiße Pistazien Crealien

Zutaten:

1 cup Haferflocken

1 cup Wasser, kochend

3 tbsp Pistazien, ungesalzen

1 tsp Pistazien, gerieben

1 cup griechischer Joghurt

2 tbsp Honig, flüssig

Vorbereitung:

Das Wasser mit den Haferflocken in einem mittelgroßen Topf auf mittlerer Hitze vermischen. Zum Kochen bringen und von der Hitze nehmen. Beiseite stellen, damit es komplett abkühlen kann. Auf Servierteller geben.

Nun die Pistazien grob zerkleinern und es auf die Haferflocken geben. Gut verrühren und den Joghurt darüber geben. Mit den geriebenen Pistazien für extra Geschmack bestreuen.

Nährwert Information pro Portion: Kcal: 214, Eiweiß: 10.5g, Kohlenhydrate: 33.5g, Fett: 4.9g

40. Lachs Balsamico

Zutaten:

2 lbs Lachs Filets, haut- und knochenfrei

1 cup Balsamico Essig

½ cup Schalotten, gehackt

2 Knoblauchzehen, zerdrückt

1 kleine Zwiebel, gewürfelt

1 tbsp Honig, roh

2 tbsp Olivenöl

2 tbsp Zitronensaft

2 tbsp Petersilie, fein gehackt

½ tsp Salz

½ tsp schwarzer Pfeffer, frisch gemahlen

Vorbereitung:

Einen Esslöffel Öl in einer großen beschichteten Pfanne über mittleren Hitze vorheizen. Die Zwiebeln und den Knoblauch hinzufügen und für 3 Minuten unter rühren braten oder bis sie glasig sind. Die Schalotten, Essig,

Zitronensaft, Petersilie und den Honig unterrühren. Die Hitze reduzieren und für 3-4 Minuten kochen lassen. Von der Hitze nehmen und beiseite stellen.

Währenddessen das übrige Öl in einer beschichteten Pfanne über mittlerer Hitze vorheizen. Die Filtes hinzufügen und für 4-5 Minuten auf jeder Seite braten. Von der Hitze entfernen und auf einen Servierteller geben und mit der Essigsoße beträufeln.

Nährwert Information pro Portion: Kcal: 277, Eiweiß: 30.0g, Kohlenhydrate: 7.2g, Fett: 14.1g

41.   Basmati Reis mit Curry

Zutaten:

2 cups Basmati Reis

1 cup Frühlingszwiebeln, gehackt

2 Knoblauchzehen, zerdrückt

1 kleine rote Zwiebel, gehackt

1 tbsp Currypulver

1 kleine Chilli, fein gehackt

½ cup Petersilie, fein gehackt

1 cup Rosinen

¼ cup Rotweinessig

2 tbsp Zitronensaft

1 tsp Salz

¼ tsp schwarzer Pfeffer, gemahlen

Vorbereitung:

Den Reis in einen tiefen Topf mit 4 Cups Wasser geben. Mit einem Deckel bedecken und zum kochen bringen. Die

Hitze reduzieren und weiter für 45 Minuten kochen lassen.

Währenddessen alle anderen Zutaten in eine große Rührschüssel geben. Gut verrühren und beiseite stellen, während der Reis kocht.

Den Reis von der Hitze nehmen und beiseite stellen, damit er abkühlen kann. Den Reis in die Rührschüssel unterrühren und mit mehr Salz und Pfeffer bestreuen, falls gewünscht.

Sofort servieren.

Nährwert Information pro Portion: Kcal: 476, Eiweiß: 8.9g, Kohlenhydrate: 108.4g, Fett: 1.2g

42.   Datteln Müsli

Zutaten:

1 cup Haferflocken

1 cup Datteln, entkernt und gehackt

1 große Banane, geschnitten

1 cup Kokosnussmilch

¼ tsp Zimt, gemahlen

1 tbsp Honig, roh

1 tbsp Mandeln, grob gehackt

Vorbereitung:

Die Haferflocken mit den Datteln, Bananen und dem Honig in einer mittelgroßen Schüssel vermischen. Kokosnussmilch unterrühren und mit Zimt bestreuen, für extra Aroma. Für 20 Minute beiseite stellen vor dem Servieren.

Nährwert Information pro Portion: Kcal: 528, Eiweiß: 7.8g, Kohlenhydrate: 84.1g, Fett: 22.2g

43.   Auberginen Püree & Marinierte Tomaten Wraps

Zutaten:

1 große Aubergine, geschält und gehackt

2 tbsp Tahini

½ tsp Cumin, gemahlen

3 Knoblauchzehen, zerdrückt

2 tbsp Zitronensaft, frisch gepresst

½ tsp Salz

¼ tsp Cayenne Pfeffer, gemahlen

¼ tsp schwarzer Pfeffer, gemahlen

7 Eisbergsalatblätter

Für die Tomaten:

3 mittelgroße Tomaten, gewürfelt

2 Knoblauchzehen, zerdrückt

3 tbsp Balsamico Essig

1 tbsp Olivenöl

¼ tsp Salz

Vorbereitung:

Den Ofen auf 400°F vorheizen.

Ein großes Backbleck nehmen und mit Backpapier auslegen. Die Auberginenstücke verteilen und mit Salz für den Geschmack bestreuen. Für 45 Minuten backen lassen oder bis sie weich sind. Aus der Hitze nehmen und abkühlen lassen.

Die Auberginen in einen Mixer geben. Alle anderen Zutaten schrittweise hinzufügen und mixen bis es weich ist. Beiseite stellen.

Den Essig mit Öl, Knoblauch, Salz und Pfeffer in einer mittelgroßen Schüssel vermischen. Die Tomaten hinzufügen und vermengen bis alle bedeckt ist.

Ein großes Salatblatt auf eine Servierplatte legen. Löffeln Sie ein Esslöffel Auberginen Püree und dann ein Esslöffel marinierte Tomaten darauf. Einschlagen und mit einem Zahnstocher befestigen. Sofort servieren.

Nährwert Information pro Portion: Kcal: 185, Eiweiß: 2.2g, Kohlenhydrate: 9.2g, Fett: 4.7g

44.   Würziger Tomaten Smoothie

Zutaten:

1 große Tomate, gewürfelt

1 große Paprika, entkernt und gehackt

½ cup Zucchini, gehackt

1 cup Sellerie, fein gehackt

1 tbsp Leinsamen

½ tsp Chilli Pfeffer, gemahlen

¼ tsp Cayenne Pfeffer, gemahlen

Vorbereitung:

Alle Zutaten in eine, Mixer geben und vermischen bis sie weich sind. In ein Servierglas geben und 15 Minuten beiseite stellen, bevor Sie es servieren.

Nährwert Information pro Portion: Kcal: 68, Eiweiß: 2.8g, Kohlenhydrate: 11.8g, Fett: 1.6g

45. Fava Bohnen

Zutaten:

1 lb Fava Bohnen, über Nacht eingeweicht

2 kleine Zwiebeln, gewürfelt

2 Knoblauchzehen, zerdrückt

1 tsp Cumin, gemahlen

3 tbsp Zitronensaft, frisch gepresst

1 tbsp Olivenöl

¼ tsp Salz

¼ tsp Cilli Pfeffer, gemahlen

¼ tsp schwarzer Pfeffer gemahlen

Vorbereitung:

Die Bohnen für mindestens 10 Stunden oder über Nacht einweichen lassen.

Die Bohnen dann abspülen in kaltem Wasser und abtropfen lassen. In einen großen Topf geben und genug Wasser hinzufügen, bis die sie vollständig bedeckt sind. Auf mittlerer Hitze zum Kochen bringen. Dann die Hitze reduzieren und für 2 Stunden kochen lassen oder bis sie weich sind. Die Hälfte der Flüssigkeit abgießen und beiseite stellen.

Währenddessen das Öl in einer großen Soßenpfanne auf mittlerer Hitze vorheizen. Die Zwiebeln und den Knoblauch hinzufügen und für 3 Minuten unter rühren braten oder bis sie glasig sind. Den Cumin und Zitronensaft unterrühren und für weitere 3-4 Minuten kochen lassen.

Die Mixtur in den Topf mit den Bohnen geben. Chilli Pfeffer, Salz und Pfeffer zum Abschmecken hinzufügen. Unter rühren weitere 2 Minuten kochen lassen. Von der Hitze nehmen und nach Geschmack weitere Gewürze hinzufügen.

Mit dem Fleisch oder als Hauptgericht mit Zitronenspalten servieren.

Nährwert Information pro Portion: Kcal: 544, Eiweiß: 40.4g, Kohlenhydrate: 93.9g, Fett: 2.7g

46. Truthahn Artischocken mit Rigatoni Pasta

Zutaten:

1 lb Truthahn Filets, in mundgerechte Stücke geschnitten

2 cups Artischocken, gehackt

1 lb Rigatoni Pasta, vorgekocht

1 cup grüne Oliven, entkernt und halbiert

2 mittelgroße Tomaten, gewürfelt

2 tbsp Tomatenpaste

3 Knoblauchzehen, fein gehackt

¼ cup Rotweinessig

1 tsp getrockneter Oregano, gemahlen

¼ cup frische Petersilie, fein gehackt

½ tsp Salz

¼ tsp schwarzer Pfeffer, gemahlen

1 tbsp Gemüseöl

Vorbereitung:

Die Pasta nach Packungsanleitung kochen. Gut abtropfen lassen und beiseite stellen,

Das Öl in einer großen Pfanne über mittlerer Hitze vorheizen. Den Knoblauch hinzufügen und für eine Minute unter rühren braten. Dann das Fleisch hinzufügen und für 8-10 Minuten braten oder bis es schön braun ist. Das Fleisch und den Knoblauch aus der Pfanne nehmen.

Tomaten, Tomatenpaste, Essig und Oregano in die gleiche Pfanne geben. Sie können 2-3 Esslöffeln Wasser hinzufügen, um das Anbraten zu verhindern. Für weitere 10 Minuten kochen lassen und dann die Hitze reduzieren. Die Artischocken, Rigatoni und Oliven hinzufügen. Für 5 Minuten kochen lassen und mit Salz und Pfeffer abschmecken. Von der Hitze nehmen und mit Petersilie garnieren vor dem Servieren.

Nährwert Information pro Portion: Kcal: 310, Eiweiß: 24.6g, Kohlenhydrate: 37.0g, Fett: 6.9g

47.   Feigenaufstrich Dessert

Zutaten:

1 cup Gemüseöl

1 cup Milch

1 cup lauwarmes Wasser

½ cup Feigenaufstrich

1 ½ cup Mehl

½ cup Weizengrütze

½ cup Maismehl

2 tsp Backpulver

Topping:

2 cups brauner Zucker

2 cups Wasser

½ cup Feigenaufstrich

Vorbereitung:

Zuerst muss das Topping vorbereitet werden, da es vor dem Gebrauch abkühlen muss. Zucker, Feigenaufstrich und Wasser in einem schweren Topf geben. Über mittlerer Hitze zum Kochen bringen und kochen lassen für 5 Minuten, unter konstanten rühren. Von der Hitze nehmen und abkühlen lassen.

In einem anderen Topf das Öl mit lauwarmen Wasser, Milch und dem Feigenaufstrich vermischen. Bringen Sie es zum Kochen und fügen Sie dann Mehl, Weizengrütze, Maismehl und Backpulver hinzu. Gut verrühren und es für weitere 3-4 Minuten kochen lassen. Abkühlen lassen und den Teig formen.

Mit den Händen 2 inches dicke Bälle formen. Diese Mixtur entspricht ca. 16 Bällen, abhängig von ihrer befortzugten Größe. Legen Sie etwas Backpapier auf ein großes Backblech und mit etwas Kochspray oder Öl einfetten. Sanft die Oberfläche abflachen und auf das Backblech legen.

Für 40-45 Minuten backen lassen und danach für eine Weile abkühlen lassen. Das kalte Topping darüber geben. Für eine Stunde im Kühlschrank lagern und dann servieren.

Nährwert Information pro Portion: Kcal: 253, Eiweiß: 2.2g, Kohlenhydrate: 30.6g, Fett: 14.2g

48.　Huhn mit Quinoa

Zutaten:

2 cups Hühner brüste, zerkleinert

1 cup Artischocken, gehackt

1 cup Quinoa

1 cup Wasser

1 tsp Gemüseöl

1 Knoblauchzehe, zerdrückt

1 große Tomate, gewürfelt

1 cup Schalotten, fein gehackt

¼ cup Feta Käse, zerkrümelt

2 tbsp Zitronensaft

1 tsp getrockneter Oregano, gemahlen

½ tsp Salz

¼ tsp schwarzer Pfeffer, gemahlen

Vorbereitung:

Das Quinoa und Wasser in einen tiefen Topf geben. Bringen Sie es zum Kochen über mittlere Hitze. Die Hitze reduzieren und für weitere 10-15 Minuten kochen lassen. Von der Hitze nehmen und mit einer Gabel auflockern. Beiseite stellen.

Das Öl in einer großen beschichteten Soßenpfanne über mittleren Hitze vorheizen. Die Schalotten und das Huhn hinzufügen und für 5-7 Minuten kochen oder bis das Huhn hellbraun ist.

Nun die übrigen Zutaten hinzufügen und gut verrühren. Für weitere 5 Minuten kochen oder bis es sich gut verbunden hat.

Warm servieren.

Nährwert Information pro Portion: Kcal: 275, Eiweiß: 21.3g, Kohlenhydrate: 27.7g, Fett: 9.0g

49. Rind Koteletten mit Kohl

Zutaten:

2 lbs Rind, zerkleinert

4 cups frischer Kohl, gehackt

4 große Eier

3 Knoblauchzehen, zerdrückt

1 mittelgroße rote Zwiebel, gehackt

1 tbsp Rosmarin, fein gehackt

1 tbsp Petersilie, fein gehackt

1 tsp Salz

1 tsbp Gemüseöl

¼ tsp schwarzer Pfeffer, gemahlen

Vorbereitung:

Den Ofen auf 400°F vorheizen.

Den Kohl in einem Topf mit kochendem Wasser geben. Mit Salz bestreuen und für 10 Minuten kochen lassen oder bis er weich ist. Von der Hitze entfernen und gut abtropfen lassen. Beiseite stellen.

Währenddessen das Fleisch, Eier, Knoblauch, Zwiebeln, Rosmarin, Petersilie, Salz und Pfeffer in einer großen Schüssel vermischen. Mit den Händen mixen und runde, am Besten Handtellergroße, Koteletten formen.

Ein großes Backblech mit Öl bestreichen. Die Koteletten und den Kohl darauf platzieren. Für 35 Minuten backen lassen oder bis sie gut braun sind. Aus dem Ofen nehmen und für eine Weile abkühlen lassen. Für den extra Geschmack mit Zitronensaft beträufeln.

Nährwert Information pro Portion: Kcal: 215, Eiweiß: 44.4g, Kohlenhydrate: 6.5g, Fett: 11.0g

50. Würziges Frühlings Omelett

Zutaten:

4 große Eier

½ cup Frühlingszwiebeln, gehackt

½ cup Frischkäse

1 tbsp Butter

1 tsp Himalaja Salz

¼ tsp schwarzer Pfeffer, gemahlen

¼ tsp Chilli Pfeffer, gemahlen

Vorbereitung

Eier mit Käse, Zwiebeln, Salz Pfeffer und Chili in einer mittelgroßen Schüssel vermischen. Alles gut verrühren, bis es vereint ist. Beiseite stellen.

Die Butter in einer großen beschichteten Pfanne über mittleren Hitze schmelzen. Das Omelett dazu schütten und für 3 Minuten braten, dann wenden und die andere Seite für 3 Minuten braten. Das Omelett falten und sofort servieren.

Nährwert Information pro Portion: Kcal: 405, Eiweiß: 17.5g, Kohlenhydrate: 4.4g, Fett: 36.0g

51.   Macadamia Crêpes

Zutaten:

½ cup Macadamianüsse, gehackt

4 große Eier, geschlagen

½ cup Magermilch

½ cup saure Sahne

1 tsp Natron

1 tsp Zimt, gemahlen

1 tbsp Kokosnussöl

4 tsp Kakaopulver, natur

Vorbereitung:

Die Nüsse, Natron, Zimt und Kakao in einer großen Rührschüssel vermengen. Gut vermischen und dann Milch, Eier und saure Sahne hinzugeben. Benutzten Sie einen Handmixer um eine schöne fluffigen Teig zu machen.

Das Kokosnussöl in einer Pfanne über mittlerer Hitze schmelzen. 2-3 Esslöffel Teig hinzufügen und gut verteilen. Für 5-7 Minuten braten und dann den Crêpe wenden. Für 1-2 Minuten auf der anderen Seite braten und dann von der Hitze nehmen.

Die Marmelade und geschmolzene Schokolade verstreichen und den Crêpe einrollen, vor dem Servieren.

Nährwert Information pro Portion: Kcal: 399, Eiweiß: 13.2g, Kohlenhydrate: 9.2g, Fett: 36.4g

52. Gebackener Cremiger Spargel

Zutaten:

2 lbs Spargel, gestutzt

2 tbsp Olivenöl

1 cup saure Sahne

½ cup Parmesan Käse

2 tbsp Zitronensaft

1 tsp Meersalz

1 tsp Rosmarin, fein gehackt

¼ tsp schwarzer Pfeffer, gemahlen

Vorbereitung:

Den Ofen auf 400°F vorheizen.

Die saure Sahne, 1 Esslöffel Öl, Zitronensaft, Salz, Rosmarin und Pfeffer in einer mittelgroßen Schalen vermischen. Alles gut vermischen und beiseite stellen.

Ein großes Backblech mit dem übrigen Öl einfetten. Den Spargel gut verteilen. In den Ofen stellen und für 10 backen oder bis er leicht weich ist. Das Blech eich schwenken und den Spargel zu wenden. Nun die

Sahnemischung dazu geben und in den Ofen stellen für weitere 3 Minuten. Aus dem Ofen nehmen und für eine Weile abkühlen lassen. Mit Parmesan bestreuen und mit zusätzlichem schwarzen Pfeffer abschmecken.

Nährwert Information pro Portion: Kcal: 197, Eiweiß: 8.9g, Kohlenhydrate: 8.3g, Fett: 15.8g

53. Würziger Eier Gemüse Salat

Zutaten:

1 cup frischer Sellerie, gehackt

1 cup Tomaten, gehackt

½ cup Gurke, geschnitten

1 cup Kopfsalat, gehackt

½ cup Frühlingszwiebeln, gehackt

2 große Eier, hart gekocht

5 tbsp Zitronensaft

1 tbsp Knoblauch, zerdrückt

½ tsp Saisonaler Gemüsemix

½ tsp Salz

¼ tsp schwarzer Pfeffer, gemahlen

Vorbereitung:

Den Zitronensaft mit Knoblauch, saisonalem Gemüsemix, Salz und Pfeffer in einer Rührschüssel vermengen. Gut vermischen und beiseite stellen.

Die Eier sanft in einen Topf mit kochendem Wasser geben. Für 5 Minuten kochen und dann von der Hitze nehmen. Unter kalten Wasser abspülen und dann schälen. Die Eier in Spalten schneiden und in eine große Schüssel legen. Tomaten, Sellerie, Gurke, Salat und die Frühlingszwiebeln hinzufügen.

Mit dem Dressing beträufeln, bis alles gut bedeckt ist. Mit dem Chilli Pfeffer bestreuen und sofort servieren.

Nährwert Information pro Portion: Kcal: 85, Eiweiß: 8.9g, Kohlenhydrate: 7.6g, Fett: 3.8g

54.   Asiatischer Rinder Eintopf

Zutaten:

1 lb mageres Rind, in mundgerechte Stücke geschnitten

1 cup Kokosnussmilch

2 tbsp Butter

½ tsp Curry, gemahlen

¼ tsp roter Pfeffer, gemahlen

1 tsp süße Paprika, gemahlen

¼ tsp Zimt, gemahlen

½ tsp schwarzer Pfeffer, gemahlen

1 Knoblauchzehe, zerdrückt

½ tsp Salz

Vorbereitung:

Die Butter in einer großen beschichteten Pfanne über mittlerer Hitze schmelzen. Das Fleisch hinzufügen und für 10 Minuten kochen oder bis es goldbraun ist.

Nun die Hitze reduzieren und die Kokosnussmilch hinzufügen. Mit Curry, rotem Pfeffer, Paprika, Zimt,

Knoblauch, schwarzem Pfeffer und Salz bestreuen. Alles gut verrühren und mit einem Deckel abdecken. Für 2 Stunden kochen lasen. Wenn die Flüssigkeit verschwinden, mehr Wasser hinzufügen. Gelegentlich umrühren.

Warm servieren mit gedämpftem Gemüse oder Reis.

Nährwert Information pro Portion: Kcal: 406, Eiweiß: 36.1g, Kohlenhydrate: 4.9g, Fett: 27.3g

55.   Zitronen Haferbrei

Zutaten:

1 cup Frischkäse

1 cup Haferflocken

¼ cup Schmand

5 tbsp Zitronensaft, frisch gepresst

2 tbsp Honig, roh

1 tsp Zitronenschale, frisch gerieben

Vorbereitung:

Frischkäse mit Schmand und Zitronensaft in einer mittelgroßen Schüssel vermischen. Mit einem Handmixer alles gut vermixen, bis es verbunden ist.

Die Haferflocken hinzufügen und mit einem Löffel vermischen. In Servierschale geben. Mit Honig und Zitronenschale beträufeln für mehr Aroma.

Sofort servieren.

Nährwert Information pro Portion: Kcal: 685, Eiweiß: 14.8g, Kohlenhydrate: 49.5g, Fett: 49.0g

56.   Portobello Pilze mit Rucola

Zutaten:

3 große Portobello Pilze

4 cups Rucola, gehackt

1 cup Tomaten, sonnen getrocknet

½ tsp getrockneter Rosmarin, gemahlen

1 tbsp Rotweinessig

4 tbsp Olivenöl

¼ tsp schwarzer Pfeffer, gemahlen

½ tsp Salz

Vorbereitung:

Den Ofen auf 450°F vorheizen.

Öl mit Essig, Rosmarin und Salz in einer Rührschüssel vermischen. Gut vermixen und für 5 Minuten beiseite stellen, damit sich die Aromen vermischen können.

Die Pilze in eine große Schüssel geben und mit der Marinade übergießen. Einziehen lassen für 30 Minuten. Die Pilze auf ein großes Backblech geben und die Marinade für später sichern.

In den Ofen stellen und für ca. 10-15 Minuten backen. Aus der Hitze nehmen und auf eine Servierplatte mit Rucola geben. Mit der übrigen Marinade beträufeln. Darüber die Tomaten legen und servieren.

Nährwert Information pro Portion: Kcal: 240, Eiweiß: 4.1g, Kohlenhydrate: 7.7g, Fett: 28.7g

WEITERE WERKE DES AUTORS

70 Effiektiv Rezepte um Übergewicht zu bekämpfen oder zu vermeiden: Verbrenn Fett schnell durch die richtige Diät und schlaune Ernährung

Von

Joe Correa CSN

48 Akne lösende Rezepte: Der schnelle und natürliche Weg um deine Akne Probleme in weniger als 10 Tagen zu lösen!

Von

Joe Correa CSN

41 Alzheimer vorbeugende Rezepte: Reduzieren oder bekämpfen Sie ihr Zustand in 30 Tagen oder weniger!

Von

Joe Correa CSN

70 Effektive Brustkrebs Rezepte: Beuge vor oder bekämpfe Brustkrebs mit schlauer Ernährung und starkem Essen

Von

Joe Correa CSN

www.ingramcontent.com/pod-product-compliance
Lightning Source LLC
Chambersburg PA
CBHW051028030426
42336CB00015B/2777